AF475459

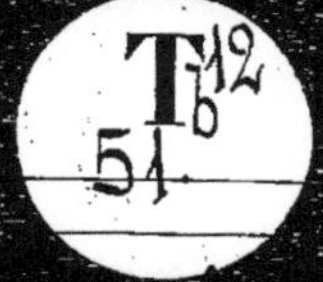
Tb 12
51

LA FEMME

DEVANT LA SCIENCE

CONSIDÉRÉE

AU POINT DE VUE DU SYSTÈME CÉRÉBRAL

Conférence

faite à Paris le 28 mai 1883, à la salle Rivoli

PAR

Le Docteur E. VERRIER,

Membre de la Société d'Anthropologie de Paris, Préparateur à la Faculté de médecine.

« .... Ah! messieurs, quelle déception pour les esprits chagrins ou attardés qui se figuraient que pour la femme française, en dehors de certaines frivolités tempérées par le catéchisme, il n'y avait de place que pour ces deux excès : l'*exaltation* ou le *pédantisme*. Vous donnez, mesdames, à ces détracteurs de votre sexe, un éclatant démenti; on ne trouvera parmi vous ni exaltation ni pédantisme; nous n'y trouvons, et mes collaborateurs m'en répondent, que dévouement et bon sens. »

(JULES FERRY, *au Congrès pédagogique des Écoles normales.*)

PARIS

IMPRIMERIE ALCAN-LÉVY

61, RUE LAFAYETTE

1883

LA FEMME
DEVANT LA SCIENCE
CONSIDÉRÉE
AU POINT DE VUE DU SYSTÈME CÉRÉBRAL

Messieurs,

Dans ces dernières années un groupe de femmes honorables, à la tête desquelles se trouve Mlle Hubertine Auclert, a demandé la jouissance des droits civils et politiques pour la femme. La grande presse s'est occupée de la question. Une Société dite du *suffrage des femmes* a été fondée et un journal, la *Citoyenne*, s'en est fait l'organe officiel.

Les membres du comité d'initiative de cette Société ne se dissimulent pas les difficultés qui les attendent pour faire prévaloir cette idée, juste en elle-même, mais qui semble toucher aux bases constitutives de la société actuelle.

Ils m'ont prié de donner mon avis, au point de vue scientifique, sur la capacité intellectuelle de la femme et son aptitude à juger des questions ardues que soulèvent la politique et la sociologie.

Je ne dirai qu'un mot, en passant, touchant l'incapacité physique de la femme. Les faibles, les malades, les vieillards du sexe masculin sont-ils plus forts, plus vaillants que nos femmes des classes laborieuses que je prends plus particulièrement pour exemple et qui forment le plus grand nombre? non; et cependant ne jouissent-ils pas de tous leurs droits civils et politiques?

Avec l'instruction laïque et obligatoire, avec l'éducation virile et civique que comportent les idées républicaines, nous aurons bientôt fini aussi, je l'espère, de compter pour une fin de non-recevoir ce que l'on appelle l'éducation du gynécée, laquelle a été dévolue jusqu'ici à la femme.

Reste donc la question intellectuelle seule; c'est elle que je vais m'efforcer de résoudre, et tout d'abord, laissez-moi vous dire, messieurs, avec Stuart Mill, le célèbre économiste, que les relations sociales qui subordonnent un sexe à l'autre au nom de la loi, sont injustes par ce temps d'égalité et qu'elles s'opposent aux progrès de l'humanité. Elles ne reposent, d'ailleurs, sur aucun fondement scientifique.

En effet, si nous ouvrons les livres sacrés des Védas, nous verrons que dans la nuit des temps Brahma divisa son corps en deux moitiés qui, en s'unissant, engendrèrent Viradji, père du divin Manou, c'est-à-dire du monde.

Voilà donc dans une des théogonies les plus anciennes de l'humanité, l'homme et la femme sur le pied de l'égalité absolue, car ces deux moitiés d'un même tout se complètent l'une par l'autre.

Nous retrouvons cette idée plus ou moins modifiée dans toutes les religions qui ont paru depuis à la surface du globe. Dans l'une des plus récentes, le catholicisme, on a été jusqu'à diviniser la femme, et les mahométans, reconnaissant l'injustice qu'ils commettent à son égard sur la terre, la placent, par delà la vie, dans le paradis des Elus...

Mais laissons là les livres sacrés et leurs interprétations pour parcourir les cavernes et les stations de l'homme préhistorique qui est celui qui se rapproche le plus de l'origine des mondes.

Sur les 21 crânes examinés par le regrettable P. Broca et trouvés dans la caverne de l'homme mort (Lozère), il y avait 7 hommes et 6 femmes, plus des enfants et des individus douteux.

Or, chose à laquelle on était loin de s'attendre, les 6 femmes ont offert un indice céphalique moyen de 73.13, tandis que l'indice moyen des 7 hommes n'était que de 71.45!

Ces sujets appartenaient aux races intermédiaires entre l'époque de la pierre taillée et celle de la pierre polie.

Broca expliquait ce fait surprenant par l'excédent de longueur du crâne de l'homme portant sur la moitié postérieure, la largeur étant la même dans les deux sexes.

Quoi qu'il en soit, il résulte de cet allongement, pour la tête des hommes de l'âge de la pierre, une forme dolichocéphale plus accentuée qu'elle ne l'est chez la femme de la même époque et l'on sait que, d'après tous les anthropologistes, ce serait là un caractère d'infériorité.

J'ajoute que les localisateurs admettent que le développement du cervelet qui correspond aux bosses occipitales est l'indice d'appétits qui ne sont pas toujours non plus un signe de supériorité intellectuelle.

Néanmoins, la capacité de ces crânes, cubée à l'aide de grains de millet ou de sable, a donné pour les hommes........................ 1,606. c.c. 5
et pour les femmes........................ 1,507 »

Or, si nous prenons, comme l'a fait Broca, un certain nombre de Parisiens modernes, nous trouvons que la capacité de leurs crânes a donné pour les hommes........................ 1,480 c.c.
et pour les femmes........................ 1,337 »

D'où il résulte que la capacité crânienne des individus de l'âge de la pierre est plus élevée de........................ 48 c.c.
que celle de nos contemporains et que les différences sexuelles qui s'élèvent à........... 220 c.c. 7
chez nous, ne sont que de................ 99 c.c. 5
chez l'homme préhistorique. Soit en centièmes 16.50 0/0 comme supériorité cubique des Parisiens sur leurs femmes tandis qu'elle se réduit à 6.60 0/0 seulement pour nos ancêtres de l'époque quaternaire.

Nous pouvons donc d'ores et déjà conclure de ce simple aperçu que plus on remonte vers les premiers âges de l'humanité, plus l'égalité apparaît et que tout semble donner raison aux traditions brahmiques de l'égalité parfaite des sexes au commencement du monde.

Voici, quant aux races, quelques poids de cerveaux de femmes que j'ai recueillis dans l'*Anthropologie* de Topinard.

sur 34	Anglaises et Ecossaises — moyenne :	1,260 gr.
18	Françaises........................	1,210
22	Allemandes (Huschke)..........	1,244
13	autres Allemandes (Wagner)......	1,209
19	Autrichiennes....................	1,160
2	négresses d'Afrique............	1,232
2	autres négresses................	1,067
2	Boschimanes......................	974
1	Australienne......................	907

Dans ce tableau, deux négresses occupent un rang presque aussi élevé que les Anglaises et les Écossaises et passent avant les

Françaises, une partie des Allemandes et des autres femmes du reste de l'Europe.

Broca a même vu un cerveau de nègre peser jusqu'à 1,500 gr.

De ces données ne devait-on pas conclure, ce que l'on a fait du reste, que ce n'est pas dans le poids absolu du cerveau de la femme comparé à celui de l'homme, mais dans son poids relatif qu'il semblerait qu'on dût chercher sa valeur réelle, c'est-à-dire dans sa masse comparée à tel ou tel autre élément du corps afin d'établir un véritable *critérium* scientifique.

La méthode des pesées d'ailleurs est mauvaise, car, si l'on pèse le cerveau frais il est imbibé de sang et de liquides qui en augmentent le poids. S'il s'est fait de la congestion dans la dernière maladie, le poids du cerveau est encore augmenté de ce fait ; si le sujet a succombé après une maladie de langueur, le cerveau est anémié, il est plus léger.

D'un autre côté, si on pèse le cerveau longtemps après la mort, il faut le conserver dans l'alcool, or cette substance dessèche et atrophie le cerveau. Les autres substances ont un pouvoir conservateur moindre et présentent d'ailleurs d'autres inconvénients.

Donc, je conclus que dans les recherches semblables ce n'est pas à l'élément poids qu'il faut s'adresser pour avoir la masse du cerveau, mais au cubage, c'est-à-dire à la mensuration de la capacité crânienne avec du sable et des grains de millet, en déduisant d'une façon moyenne et uniforme 13 à 15 0[0 pour la capacité des méninges, des sinus et autres dépressions qui, dans le crâne, ne sont pas occupées par la matière cérébrale.

Parchappe, dans ses recherches sur l'encéphale, publiées en 1836, a envisagé l'influence des sexes sur le volume de la tête et du cerveau ; de même également l'influence de l'âge, de la taille, des divers états déterminés de l'intelligence, des races, du climat, etc.

Tous ces éléments sont trop nombreux et variés pour que nous puissions les envisager même rapidement dans une simple conférence.

Il me suffira de vous dire que Parchappe avait rejeté le poids du corps comme terme de comparaison, vu que celui-ci est essentiellement variable suivant l'état de santé ou de maladie, d'embonpoint ou de maigreur, alors que comparativement le poids du cerveau n'est pas sensiblement modifié.

Mais étant donné la taille comme l'élément de la masse le plus constant, il a cru pouvoir, en comparant le rapport de la taille au rapport du poids du cerveau dans les deux sexes, s'approcher assez près de la détermination du volume relatif du cerveau pour trancher la question si délicate de ses différences suivant le sexe.

C'est sans doute jusqu'ici l'élément le plus fixe que l'on ait établi, mais des faits nombreux viennent encore démontrer le peu de solidité de ce rapport et l'opinion de Bichat et de Cruveilher ne lui était d'ailleurs pas favorable.

En effet, si sur quelques sujets choisis parmi des hommes de haute taille ($1^{m}74$) le poids du cerveau l'emportait de 96 grammes sur celui d'autres hommes de plus petite stature ($1^{m}63$), serait-ce une raison pour dire que les hommes les plus grands étaient plus intelligents ?

Loin de nous une pareille pensée, vous savez que c'est le contraire qui serait plutôt vrai et que l'homme de moyenne taille a l'esprit plus vif, plus pénétrant, qu'il est plus chercheur, plus travailleur que l'homme très grand et très gros.

Dans les races, combien l'esprit pétillant du petit Français ne l'emporte-t-il pas en qualités intellectuelles sur l'épais et lourd Allemand ?

Et d'ailleurs qui n'a vu de petits hommes à très grosse tête et des hommes grands à tête très petite?

C'est presque un fait d'observation vulgaire.

Dans l'examen des races, aux deux pôles opposés nous trouvons les tailles extrêmes.

Au Nord, les Lapons, les Samoyèdes sont très petits et ont une grosse tête, un front large et bas, ils sont brachicéphales. Topinard leur donne un indice céphalique moyen de 85.

Les Esquimaux, qui appartiennent à la race jaune, rentrent aussi dans les petites tailles. Ils ont également de grosses têtes et sont dolichocéphales, leur indice moyen n'est que de 71.4. Tous ces peuples n'ont pas donné des personnalités marquantes, au moins dans ces derniers siècles.

Leurs métis par croisement avec des voyageurs sont plus grands que la race primitive et paraissent se reproduire facilement, mais quant à la race type elle s'éteint presque sous nos yeux et n'est plus guère représentée maintenant que par quelques milliers d'individus.

Ainsi disparaissent les races primitives, devenues inférieures, par rapport à des races plus parfaites qui ont pris leur place. La femme s'est toujours maintenue en nombre à peu près égal à l'homme, dans toutes les races.

On sait que la substance grise forme la couche externe et le centre du cerveau. Vous pouvez vérifier ce fait tous les jours, messieurs, sur les cervelles de mouton que l'on sert sur vos tables.

Pour la substance blanche intermédiaire, elle forme des tubes de communication des cellules grises de la périphérie aux cellules grises des centres cérébraux.

Pour me servir de l'expression imagée du Dr Luys, les cellules grises seraient les piles et les tubes de substance blanche seraient les fils conducteurs de cette admirable machine électrique.

Malheureusement, nos instruments d'optique ne sont pas encore assez perfectionnés, ni nos connaissances physiologiques sur les fonctions du cerveau assez avancées pour que l'on puisse se prononcer avec certitude sur l'état de la question.

Bornons-nous à dire que chez la femme les formes du corps, d'une manière générale, sont plus parfaites, plus délicates, plus éthérées en quelque sorte, et alors il n'y a rien d'illogique à croire que les formes du cerveau, ses circonvolutions, ses méandres, sa finesse, ses cellules participent à cette perfection esthétique qui est loin d'être indifférente pour établir la corrélation qui existe entre la disposition de la substance nerveuse et la sécrétion de la pensée.

C'est donc, à mon avis, dans la structure du cerveau lui-même qu'il faut chercher le véritable *critérium* scientifique ; et c'est là une question bien digne de fixer l'attention des savants.

Le principe de l'influence du poids de la matière ne saurait d'ailleurs prévaloir pour un organe comme le cerveau. Sans doute un muscle plus volumineux est plus puissant qu'un muscle qui l'est moins, mais la force musculaire est entièrement du ressort de la matière ; tandis qu'il ne saurait en être de même pour les organes si délicats des sens qui échappent à cette influence.

Pour prendre un exemple : est-ce que l'intensité de la vision est en rapport avec le volume de l'œil ?

Le myope, dont l'œil est gros et saillant voit moins loin que le presbyte dont l'œil est aplati et rentré dans l'orbite.

L'aigle, dont la vue perce, dit-on, les nuages, a un œil très petit.

Il en est de même pour le cerveau.

Bichat, l'immortel auteur des recherches sur la vie et la mort, avait tout un hémisphère cérébral moins développé que son congénère! Quel démenti pour tous ceux qui ne voient que le poids et l'homogénéité de la masse dans la substance cérébrale. Et pourtant Bichat, bien que mort à 31 ans, avait en lui l'étoffe d'un Cuvier.

Cette asymétrie du cerveau de Bichat prouve en faveur des localisateurs et de l'indépendance des hémisphères dans leurs fonctions respectives.

On sait que Broca avait placé le siège de la parole dans le pied de la 3e circonvolution frontale gauche et qu'en effet des abcès développés dans le point symétrique du côté droit n'avaient point amené d'*aphasie*, tandis que tout accident pathologique portant à gauche sur le point désigné entraînait la perte de la parole.

Ferrier a de même précisé le siège de la vision et de l'audition en plaçant le premier dans la région du pli courbe et le second dans la 1re et la 2e circonvolution temporale.

Les travaux récents de Charcot et de Pitres ont déterminé de même les centres des différents mouvements. Nul doute qu'un jour viendra — qui n'est plus éloigné de nous — où des chercheurs pourront déchirer le dernier voile qui cache à nos yeux la structure intime du cerveau de l'homme et de la femme et on sera étonné alors de la valeur intellectuelle de celle-ci!

Pour revenir aux différences de sexes, ajoutons que les questions morales comme les questions sociales trouvent souvent leur explication dans des faits d'histoire naturelle.

Ainsi, Darwin, dans son livre *Variations des animaux et des plantes*, t. II, p. 54, dit que des caractères sexuels secondaires existent à l'état latent dans l'un et l'autre sexes. C'est ainsi que nombre de femelles d'oiseaux prennent en vieillissant ou après l'ablation des ovaires le plumage, la voix, les ergots des mâles; que les eunuques dans l'espèce humaine, acquièrent aussi la voix, les formes et les goûts du sexe féminin et qu'enfin la femme devenue vieille, prend de la barbe, une voix plus mâle et les angles plus saillants qui la rapprochent de l'homme.

Le sexe ne constitue donc pas par lui-même un idéal et la gravitation intellectuelle s'opère en dehors de lui.

Aussi, je me figure difficilement la profonde stupéfaction d'un de nos ancêtres de l'époque quaternaire, transporté tout à coup en plein Paris et voyant nos élégantes sur le boulevard, avec leurs tailles fines, leurs tournures, leurs garnitures et jusqu'à leurs cheveux peints et souvent d'emprunt, lui qui ne connaissait que la femme aux larges hanches et aux puissantes mamelles, avec un cerveau adéquat au sien...

A quoi est dû cet abaissement progressif de la capacité crânienne chez la femme dans nos sociétés civilisées, si ce n'est à la civilisation elle-même ?

En effet, chez les peuples primitifs les femmes prenaient part aux travaux, aux luttes, aux dangers de la tribu. Elles allaient à la chasse, à la pêche, au combat même.

La femme de Cro-Magnon était morte d'un coup de hache, qui lui avait ouvert le crâne, et l'une des femmes de la caverne de l'homme mort portait sur son squelette les traces d'une ancienne et grave blessure de guerre !

Chez beaucoup de nos sauvages actuels, chez ceux qui ont associé la femme à la vie publique de leurs tribus, la santé, la constitution, l'intelligence sont à peu près les mêmes dans les deux sexes ; tandis que chez d'autres sauvages, qui ont ravalé la femme au rang d'un animal domestique, ou l'ont enfermée dans des harems, la différence physique et morale est considérable entre l'homme et la femme.

Au XIIe siècle, dans notre France, alors que la femme, idole de la chevalerie et reine du fabliau, décide de l'adoucissement des mœurs, que la société, en voie de progrès, soutient, conserve et utilise les faibles, à quelque sexe qu'ils appartiennent, les moyennes s'abaissent et la capacité du crâne commence à diminuer et à descendre dans les deux sexes, mais elle s'accentue davantage chez la femme.

C'est qu'en effet, la civilisation tend de plus en plus à lui assurer la protection de l'homme.

Membre respecté et aimé de la famille, elle y concentre ses soins assidus, pendant que l'homme lutte au dehors, par la guerre, les croisades, le commerce, les voyages pour assurer son existence et celle des siens.

L'organisation sociale, comme dit Broca, qui adoucit déjà pour l'homme la dureté des lois de la sélection naturelle, les adoucit bien plus encore pour la femme ; elle se trouve donc par rapport à l'homme dans un véritable état d'infériorité physique.

Ces conditions ne suffisent-elles pas pour expliquer la différence croissante qui existera naturellement entre le volume de son cerveau et le volume du cerveau de l'homme. Par dessus ces causes déjà si puissantes viennent s'ajouter encore pour elle plus que pour l'homme, l'influence de l'église, la foi aveugle, la superstition, qui suppriment la faculté de penser.

De même aussi le système osseux et le système musculaire participeront à cette déchéance du cerveau et l'infériorité sexuelle s'accentuera de plus en plus.

J'ajouterai à ce que je viens de dire, que la situation des femmes en Europe à l'heure qu'il est, qui ne permet ni le développement intégral de leurs facultés mentales, ni même celui de leurs aptitudes physiques, à l'exception du seul sens génital, a été cause, par suite de la loi d'hérédité, que des différences à peine marquées au début des âges se sont accentuées par accumulation d'une manière en quelque sorte indéfinie, et qu'aujourd'hui Wagner et Huschke ont pu constater sur des Allemands.

Le 1er un poids moyen du cerveau de .... 1,410 gr.
pour les hommes ; et pour les femmes de .... 1,262 gr.

Le 2e de 1,424 gr. pour les hommes
et de 1,272 gr. pour les femmes.

Calori, de Bologne, a constaté sur des Italiens *brachicéphales* un poids moyen du cerveau de 1,305 gr. pour les hommes et de 1,150 gr. pour les femmes.

Sur d'autres Italiens *dolichocéphales* un poids moyen de 1,282 gr. pour les hommes et pour les femmes de 1,130 gr.

Dans les dernières recherches de Calori le poids du cerveau seul des *brachicéphales* hommes était de 1,145 gr., celui du cervelet de 160. Le poids du cerveau seul des femmes était de 1,004, celui du cervelet de 146.

Le poids du cerveau seul des *dolichocéphales* hommes était de 1,122, celui du cervelet de 160. Celui des femmes *dolichocéphales* était pour le cerveau de 992 et pour le cervelet de 138.

Ce qui donne une certaine prédominance au cervelet chez l'homme, dans les races inférieures surtout, et l'on sait la conclusion que nous avons déjà tirée de ce fait.

Les poids extrêmes du cerveau humain varient de 1,830 gr. qui est le poids du cerveau de Cuvier, à 872 gr. qui est celui d'une femme boschimane morte en Angleterre.

Pour en revenir au cerveau humain, je dirai que, d'après le Dr Sims, dont les expériences comportent 253 observations, le poids du cerveau, au point de vue de son accroissement, a donné chez des individus des deux sexes et d'âges divers, les résultats suivants :

Accroissement proportionnel à la masse du corps de 1 à 20 ans.

Entre 20 et 30 ans, alors même que la croissance du corps n'est pas terminée, le cerveau reste stationnaire, si même il ne diminue; ce qui pourrait bien être attribué à l'influence des passions.

Puis à partir de la trentième année le cerveau augmente incessamment alors que l'accroissement du corps est complet et cela, sans considération de sexes, aussi bien chez la femme que chez l'homme, d'après les professions, les habitudes, les divers états de l'intelligence, pour atteindre son maximum entre 40 et 50 ans.

A partir de 50 ans, le poids du cerveau diminue ainsi que sa consistance pour arriver peu à peu au ramollissement sénile et celui-ci tarde d'autant plus que l'homme a été adonné plus longtemps aux travaux de l'intelligence et qu'il a pu se soustraire à l'influence de ses passions.

Certaines maladies portant plus spécialement sur l'encéphale en font aussi varier le poids et la consistance, ainsi, d'après Parchappe, le poids du cerveau est sensiblement plus considérable chez les aliénés dans les deux sexes. Mais si la folie paralytique avec délire des grandeurs, la lypémanie avec délire des persécutions en augmentent le poids, l'idiotie, la démence le diminuent.

On a longtemps discuté si les voleurs, les homicides, les récidivistes, étaient responsables de leurs actes? Sans me prononcer d'une façon absolue, je dirai que les dimensions du crâne de huit voleurs-homicides examinées par Parchappe ont donné une moyenne de 1,438, c'est-à-dire supérieure à la moyenne des hommes ordinaires.

Parchappe, que je prends plaisir à citer encore, a déterminé que les rapports de la taille entre la femme et l'homme était de.. $\frac{92.7}{100}$

et le rapport du poids du cerveau de................ $\frac{90.9}{100}$

d'où l'homme l'emportait réellement de 2 0[0 sur la femme. Cette expérience a été faite sur des Français.

Peut-on dire, en admettant le rapport de la taille au poids du cerveau, qu'une différence si minime prouve en faveur de l'homme une supériorité réelle?

Ecoutez le Dr Louis Büchner, cité par Hubertine Auclert dans sa conférence sur l'égalité sociale et politique de la femme et de l'homme, prononcée au Congrès ouvrier de Marseille en 1879.

« Le volume ou le développement matériel d'un organe, dit Büchner, ne saurait dire à lui seul la valeur de cet organe. Qui pourrait affirmer que la possession d'un grand nez soit constamment la marque d'un odorat plus fin que celle d'un petit nez? Un cerveau plus petit, mais d'une constitution plus parfaite accomplira mieux les fonctions qu'un autre plus gros, mais moins délicat.

« Combien dont la tête était petite, n'ont-ils pas laissé derrière eux les gens à grosses têtes?

« La prétendue infériorité de la femme, quant au volume cérébral, est une notion tout à fait erronée.

. . . .

« S'il en était ainsi, l'homme occuperait dans l'échelle des êtres un rang bien inférieur à celui de l'éléphant ou de la baleine qui ont un cerveau bien plus volumineux que le sien.

« Si l'on observe que le développement matériel du corps de la femme reste en général de beaucoup au-dessous de celui de l'homme, on trouvera que la grosseur relative du cerveau de la femme, loin d'être inférieure à celle qu'offre l'homme lui serait plutôt supérieure. »

Telle est l'opinion de Büchner.

Büchner était donc partisan de l'examen relatif pour établir la valeur réelle du cerveau, mais il prenait pour *criterium* la masse totale du corps, et nous avons vu que c'était là un mauvais point de comparaison.

Quoi qu'il en soit, si nous admettons avec Parchappe que le rapport de la taille au cerveau donne à l'homme une supériorité réelle de 2 0/0 sur la femme, je ne crains pas d'avouer que ce n'est là que le résultat accumulé d'une civilisation bâtarde, et tout porte à croire que quand toutes les grandes questions sociales pendantes auront enfin reçu leur solution, la femme devenue l'égale de l'homme au point de vue de ses droits politiques et sociaux, ne tardera pas après quelques générations, car la nature, vous le savez, ne procède jamais par sauts, à récupérer cette petite différence qui existe en faveur de l'homme et qui n'est due précisément qu'à l'exercice du cerveau de celui-ci par la lutte pour l'existence.

Ce rapport d'ailleurs de la taille au poids du cerveau, je l'ai déjà laissé entrevoir, n'est pas assez constant pour en faire un signe distinctif de l'intelligence. C'est bien plutôt, à mon sens, dans le développement des circonvolutions, dans leur finesse, dans l'exacte pondération des substances blanche et grise, dans la qualité de la matière cérébrale, dans la répartition parfaite de la fibre nerveuse, en un mot, qu'il faut chercher le véritable caractère distinctif de la supériorité cérébrale.

A l'autre extrémité du globe, les Patagons et les Araucans, débris d'antiques peuplades sont très grands et ont la tête grosse aussi. Leur front bombé mais étroit les rapproche de la conformation des Esquimaux. Leur indice céphalique est de 72.2. Il y a parmi eux des brachicéphales et des dolichocéphales, leur race est donc moins pure, plus mêlée que celles des peuples du Pôle-Nord, aussi leur vitalité est-elle plus grande ; mais malgré la grosseur de leur tête ils n'ont pas donné non plus de sujets remarquables et se sont laissé conquérir par les Chiliens. Leurs femmes sont petites et mal faites (Aurélie-Antoine).

On conserve au musée du laboratoire d'anthropologie cinq sujets provenant d'un campement préhistorique de la Patagonie.

Les Cafres, au sud de l'Afrique, ont aussi une stature élevée. Sept de leurs crânes cubés par Bertillon ont donné 1,453 — moyenne plus élevée que celle de nos Européens ! indice céphalique 72. 5.

Si de l'homme nous passons aux animaux nous trouvons que la girafe, le plus grand de tous, a une tête très petite et le dauphin, relativement petit, une tête énorme. Son cerveau seul pèse 1,773 grammes, celui de l'homme 1,300 !

Haller, dans un tableau du poids du cerveau dans les différentes espèces animales a placé l'homme entre le cheval dont le cerveau pèse 856 gr. et le dauphin. L'éléphant l'emporte encore de beaucoup sur le dauphin. A l'âge adulte son cerveau pèse 4,895 gr.

Dans un autre tableau, le même auteur estime le rapport du poids du cerveau au poids du corps dans les différentes espèces, car il est difficile de faire la part de la taille chez les animaux.

Dans ce tableau, le premier rang tombe en partage... vous ne le devineriez pas, même si je vous le donnais en mille... je vais vous le dire, mais tant pis pour vous, si votre amour-propre est blessé :

Le premier rang, dans cette classification, tombe en partage au serin !

Oui, au canari ! mais au canari à l'état libre, et non à celui de nos cages dorées, qui ne sont pour eux que d'affreuses prisons, et quant à l'homme, il se trouve placé entre le gibbon et le rouge-gorge !

La *Nouvelle Revue*, de Mme Edmond Adam, a publié dans son numéro du 1er mai une intéressante étude sur un curieux livre consacré aux fourmis, par sir John Lubbock, l'illustre naturaliste anglais.

Il est impossible de ne pas le reconnaître : les fourmis occupent un rang élevé parmi les animaux les plus intelligents. On serait même conduit à leur assigner la première place immédiatement après l'homme. Les observations nombreuses, précises et concordantes des naturalistes sont absolument décisives. Ces observations prouvent que, non seulement les fourmis ont des instincts très développés, mais qu'elles sont capables de réflexion, et que, selon les circonstances, elles usent d'un certain libre arbitre, prennent des initiatives, modifient leurs actes. Le cerveau d'une fourmi est pourtant bien petit, et on se demande si nous parviendrons jamais à nous expliquer le mécanisme de leur appareil cérébral. A peine commençons-nous à soupçonner vaguement les conditions du fonctionnement de notre propre système nerveux.

Permettez-moi de citer un exemple des plus frappants de l'initiative des fourmis observé à Prague. Un naturaliste avait placé un sucrier sur sa fenêtre. Les fourmis accoururent à ce régal. Ce sucrier fut ensuite suspendu à la barre d'appui par une ficelle. Les fourmis suivirent la barre, cheminèrent le long de la ficelle et se procurèrent du sucre. Jusque-là, rien d'extraordinaire. Mais deux ou trois jours plus tard, une seule fourmi fit le voyage du sucrier, elle se chargeait de la précieuse substance, montait au bord du vase et laissait tomber le sucre sur la devanture de la fenêtre, où d'autres fourmis le ramassaient. Cette opération dura aussi longtemps que le sucrier fut maintenu à la portée de la fourmilière.

Dans les sociétés humaines, ce fait s'appelle la division du travail. C'est un phénomène économique très commun chez les fourmis. Dans la construction des abris, dans la poursuite de la nourriture, dans les guerres contre d'autres insectes, chacun a son rôle; il y a des directeurs et des serviteurs, des entrepreneurs et des ouvriers, des chefs et des soldats. On est stupéfait devant ces merveilles, mais il ne faut pas les nier, car elles sont certaines.

Chose encore plus surprenante, les fourmis ont des esclaves. Certaines races désignées sous le nom d'amazones, réduisent en captivité de petites fourmis noires et leur font exécuter les gros travaux de la fourmilière. Il est bizarre, ainsi que le remarque sir John Lubbock, que parmi les fourmis comme dans l'humanité, la couleur noire soit comme une prédestination à la condition servile. Lorsque les amazones ont été quelque temps servies par des esclaves, elles perdent peu à peu de leur intelligence et de leur activité, elles deviennent indolentes. Il en est de même dans le monde des humains. Les gens qui font tout faire par leurs domestiques sont promptement incapables d'entreprendre beaucoup de tâches qu'ils exécuteraient convenablement s'ils conservaient l'habitude de les effectuer.

Je conclus de ce simple rapprochement, qu'un bel avenir attend les prolétaires, les femmes, les esclaves, quand les bienfaits de l'instruction seront répandus dans toutes les classes de la société.

Permettez-moi, pour finir, une comparaison : supposez un voyageur abordant dans une île inconnue.

Des indigènes lui apportent des fruits pour se rafraîchir et lui offrent l'hospitalité. Parmi ces fruits, les uns sont succulents, les autres sont des sauvageons.

Il va sans dire que notre voyageur acceptera l'hospitalité de ceux qui lui auront offert les fruits les meilleurs, pensant avec raison qu'ils proviennent de meilleurs arbres, mieux cultivés, tandis que les autres sont des fruits tels que les produit la nature.

Je ne veux pas vanter ici la supériorité morale, la finesse d'esprit, la délicatesse de sentiment de la femme aux dépens du sexe dont je fais partie, je crois qu'il y a des gens moraux, spirituels et délicats dans les deux sexes, mais je dirai que vous trouverez, en général, chez les femmes moins de crimes, moins d'ivrognerie, moins de passion du jeu ; plus de vertus domestiques, de douceur, de mansuétude, d'amour des enfants, de morale même, quand elles n'ont point été dévoyées de leur chemin, en un mot, des fruits meilleurs que ne le sont les sauvageons qui n'ont point été polis par l'éducation, cette sorte de greffe sociale.

Du reste, pour ce qui m'est personnel, je déclare que, voué

depuis vingt ans à l'enseignement supérieur des femmes, j'ai remarqué qu'aussitôt que l'usage s'est introduit parmi nous d'ouvrir aux femmes l'accès de nos facultés, celles qui s'y sont présentées ont tenu un rang au moins égal à celui de leurs condisciples de l'autre sexe.

D'ailleurs, il ne faut pas chercher bien loin pour trouver chez les femmes, des écrivains, des orateurs, des penseurs même de talent, qui prouvent le degré de force mentale auquel les femmes peuvent atteindre par la culture de leur esprit.

Dans un autre ordre d'idées et sans aller chercher mes arguments chez les amazones, la France n'a-t-elle pas plus particulièrement fourni des femmes guerrières, et dans nos guerres comme dans nos révolutions politiques, beaucoup d'entre elles n'ont-elles pas montré autant de courage, de constance et de discipline que les hommes ?

Arrivé au terme de cette longue conférence, je crois avoir démontré l'égalité parfaite de l'intelligence entre deux êtres qui se complètent l'un par l'autre.

Jusqu'ici la différence d'éducation, l'influence cléricale, avaient élevé une barrière entre les sexes qui s'abaisse de jour en jour, grâce à l'instruction civile et républicaine qui pénètre déjà et pénétrera davantage encore dans les différentes couches de la société par l'instruction primaire, secondaire et supérieure dévolue aux femmes, dans nos écoles, nos lycées de filles et nos établissements d'enseignement supérieur.

Le temps est donc venu, sinon d'accorder *de suite* aux femmes leurs droits civils et politiques, du moins de préparer le peuple à cette généreuse idée.

Vainement alléguera-t-on des différences dans les fonctions. Le soleil de la justice éclaire le monde. N'oublions pas que le gouvernement qui accordera cette réforme aura d'un seul coup gagné *dix millions d'électeurs* à sa cause. Travaillons d'abord à l'affranchissement civil de la femme, c'est un besoin, dans notre pays surtout où le divorce n'existe pas, et finissons-en donc avec cet assujettissement qui ravale nos mères, nos sœurs, nos compagnes à nos propres yeux. Partout où les femmes ont été employées — postes — télégraphes — enseignement — etc., — n'ont-elles pas rendu autant de services que les hommes. Et comme, en raison du honteux trafic des mariages, la majorité des femmes en Europe restent filles ou veuves, et que vous ne pouvez pas les doter, faisons-leur une place au soleil de la vie, à l'égalité parfaite, sans privilège ni pouvoir pour un sexe, comme sans incapacité pour l'autre, et, en attendant la proclamation légale de leurs droits, n'est-il pas de toute justice de leur ouvrir largement la porte de toutes les carrières, ce qui leur permettrait de vivre libres, indépendantes et respectées de tous et ce serait là, soyez-en sûr, le plus rude coup porté à la prostitution, cette honteuse plaie de nos sociétés modernes.

Paris. — Imprimerie Alcan-Lévy, 61, rue Lafayette.

www.ingramcontent.com/pod-product-compliance
Ingram Content Group UK Ltd.
Pitfield, Milton Keynes, MK11 3LW, UK
UKHW020227200726
13856UKWH00004B/1640